Hypertensie en 24-uursbloeddrukmeting

Hypertensie en 24-uursbloeddrukmeting
Een toegevoegde waarde voor de praktijk

F.T.J. BOEREBOOM, INTERNIST-NEFROLOOG

D. TAVENIER, HUISARTS

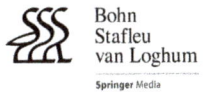

Houten 2010

© 2010 Bohn Stafleu van Loghum, onderdeel van Springer Media
Alle rechten voorbehouden. Niets uit deze uitgave mag worden verveelvoudigd, opgeslagen in een geautomatiseerd gegevensbestand, of openbaar gemaakt, in enige vorm of op enige wijze, hetzij elektronisch, mechanisch, door fotokopieën of opnamen, hetzij op enige andere manier, zonder voorafgaande schriftelijke toestemming van de uitgever.
Voor zover het maken van kopieën uit deze uitgave is toegestaan op grond van artikel 16b Auteurswet jo het Besluit van 20 juni 1974, Stb. 351, zoals gewijzigd bij het Besluit van 23 augustus 1985, Stb. 471 en artikel 17 Auteurswet, dient men de daarvoor wettelijk verschuldigde vergoedingen te voldoen aan de Stichting Reprorecht (Postbus 3051, 2130 KB Hoofddorp). Voor het overnemen van (een) gedeelte(n) uit deze uitgave in bloemlezingen, readers en andere compilatiewerken (artikel 16 Auteurswet) dient men zich tot de uitgever te wenden.

Samensteller(s) en uitgever zijn zich volledig bewust van hun taak een betrouwbare uitgave te verzorgen. Niettemin kunnen zij geen aansprakelijkheid aanvaarden voor drukfouten en andere onjuistheden die eventueel in deze uitgave voorkomen.

ISBN 978 90 313 7841 8

NUR 871

Ontwerp omslag: Studio Imago, Amersfoort
Ontwerp binnenwerk: Boekhorst Design BV, Culemborg

Bohn Stafleu van Loghum
Het Spoor 2
Postbus 246
3990 GA Houten

www.bsl.nl

VOORWOORD

Meerdere keren ben ik benaderd met de vraag na te denken over onderwijs voor huisartsen en praktijkondersteuners over hypertensie, en daarbij in het bijzonder aandacht te besteden aan de toepassing van de 24-uursbloeddrukmeting. In de Engelstalige literatuur wordt deze 24-uursbloeddrukmeting aangeduid als *Ambulatory Blood Pressure Measurement* en afgekort als ABPM.
De 24-uursbloeddrukmeting geniet grote belangstelling in de eerste lijn en wordt steeds vaker ingezet. Mijn ervaring is dat er regelmatig gegevens van een 24-uursbloeddrukmeting beschikbaar zijn bij consultatie van de tweede lijn.

Introductie van een nieuwe techniek zoals de 24-uursbloeddrukmeting brengt nieuwe inzichten maar ook nieuwe vragen met zich mee. Daarbij kunnen de nieuw verkregen data niet zonder meer worden ingepast in bestaande inzichten.
Een relevante vraag in dit kader is of de (gemiddelde) bloeddruk zoals gemeten tijdens de 24-uursbloeddrukmeting vergelijkbaar is met de bloeddruk die gemeten wordt in de spreekkamer of de huisartspraktijk. Veel van de beschikbare *evidence* die wij gebruiken om een patiënt medicamenteus te behandelen, is gebaseerd op studies waarbij de bloeddruk gemeten werd in de spreekkamer. De vraag is: moeten we onze oude kaders (normaalwaarden) overboord zetten nu we beschikken over een 24-uursbloeddrukmeting? Daarnaast zijn er ook nog de nieuwe inzichten die vragen oproepen: wat moet u met begrippen als 'non-dipper', 'gemaskeerde hypertensie' en 'bloeddrukvariabiliteit'? En zijn die klinisch relevant?

Deze uitgave is bedoeld om de 24-uursbloeddrukmeting bij u te introduceren als u er nog geen ervaring mee heeft dan wel uw kennis te verdiepen. We reiken u handvatten aan voor de inzet van de 24-uursbloeddrukmeting, en we bieden u achtergrondinformatie bij de interpretatie en gerelateerde nieuwe inzichten.

Frans T.J. Boereboom

INHOUD

Voorwoord

1   Inleiding   9

2   Normaalwaarden   13

3   Prehypertensie   15
Vraag 1

4   Uitvoering, beoordeling en gevolgen van de 24-uursbloeddrukmeting   17
Vraag 2 - 3

5   Casuïstiek   21
Casus 1, vraag 4 - 7
Casus 2, vraag 8 - 9
Casus 3, vraag 10 - 12
Casus 4, vraag 13 - 15

6   Additionele informatie en voordelen van de 24-uursbloeddrukmeting   39
Vraag 16 - 17

Afsluiting   43

Toetsvragen   45

Register   47

1 INLEIDING

De behandeling van hypertensie heeft in Nederland een grote ontwikkeling doorgemaakt. In het begin van de jaren tachtig van de vorige eeuw werd nadrukkelijk getwijfeld aan het nut van een routinematige controle van de bloeddruk, mede ingegeven door de verwachte tijdsinvestering die hiermee gepaard zou gaan. Gaandeweg is de behandeling van hypertensie echter volledig geaccepteerd geraakt en is er een breed draagvlak ontstaan voor de vroegtijdige onderkenning en behandeling van hypertensie. In de huisartspraktijk is een protocollaire screening op cardiovasculaire risicofactoren niet meer weg te denken.
Door de jaren heen is het echter lastig gebleken tot algemeen aanvaarde normaalwaarden te komen. Ook streefwaarden bij de behandeling van hypertensie zijn niet uniform. Differentiatie van deze normaal- en streefwaarden naar subgroepen liet lang op zich wachten.
In de komende jaren zal veel aandacht uitgaan naar de ontwikkeling van ketenzorg. We zullen in dat kader meer gaan denken in termen van transmurale richtlijnen, zoals dat nu al gebeurt bij de behandeling van diabetes mellitus.

De technieken om de bloeddruk te meten en de behandeling van hypertentie (adequaat) te monitoren zijn de laatste jaren nogal in beweging geweest. Hierdoor werden nieuwe inzichten verworven. Zo'n vijftien jaar geleden was u gewend alleen te denken in termen van primaire hypertensie (ook essentiële hypertensie genoemd) en secundaire hypertensie. Bij primaire hypertensie was er geen specifiek onderliggend pathologisch substraat. Secundaire hypertensie was veeleer een diagnose die werd gesteld in de tweede lijn. Voorbeelden hiervan zijn een renovasculaire hypertensie of hypertensie als gevolg van hyperaldosteronisme (bijvoorbeeld als gevolg van een aldosteronproducerend adenoom van de bijnier).
Tegenwoordig benoemen we ook vaak andere vormen van hypertensie waarbij de oude indeling wordt verlaten. Als voorbeeld noem ik: wittejassenhypertensie, non-dipper en geïsoleerde systolische hypertensie.
Aan het begin van deze verandering van naamgeving stond een klassieker die we nu *wittejassenhypertensie* zouden noemen. Er is sprake van een wittejassenhypertensie als onder dezelfde omstandigheden (in de spreekkamer) een lagere bloeddruk wordt gemeten door de praktijkondersteuner dan door de dokter. Uitvloeisel hiervan is dat in de regel de bloeddruk wordt gemeten door een spreekuurassistent(e) dan wel een praktijkondersteuner. Als gevolg van deze ontwikkeling werden behandelprotocollen ontwikkeld, waardoor verdere standaardisering in de begeleiding en behandeling van patiënten met hypertensie werd bereikt (kwaliteitswinst).

Door de introductie van nieuwe bloeddrukmeettechnieken ontstonden naast nieuwe inzichten ook nieuwe uitdagingen. Zo kunt u tegenwoordig beschikken over bovenarmsbloeddrukmeters, polsbloeddrukmeters en 24-uursbloeddrukmeting. Dat laatste bracht de meeste vernieuwing. Een 24-uursbloeddrukmeting is van toegevoegde waarde bij de supervisie van de praktijkondersteuner bij de behandeling van een patiënt met hypertensie. Door de nieuwe meettechnieken gaat u nieuwe termen zoals *dipper*, *non-dipper*, *reversed dipper* (ook wel nachtelijke hypertensie genoemd) en wittejassenhypertensie (in het Engels *white coat hypertension*) gebruiken, zonder dat u uw oude focus op het onderscheid tussen primaire en secundaire hypertensie uit het oog verliest.

Verschillende diagnoses hebben verschillende implicaties voor de behandeling van en diagnostiek bij uw patiënt met hypertensie.

Een overzicht van de nieuwe benamingen vindt u in tabel 1.1.

Tabel 1.1 Nomenclatuur

Nederlandse benaming	Engelse benaming	afkorting
wittejassenhypertensie	white coat hypertension	WCH
geïsoleerde spreekkamerhypertensie	isolated office hypertension	IOH
nachtelijke hypertensie	nocturnal hypertension, reversed dipper	NH
non-dipper	non-dipper	
paradoxe dipper	extreme dipper	ED
geïsoleerde systolische hypertensie	isolated systolic hypertension	ISH
gemaskeerde hypertensie	masked hypertension	MH

De introductie van de 24-uursbloeddrukmeting zal nieuwe vragen oproepen. Is de gemiddelde bloeddruk overdag of gedurende een etmaal één op één te vertalen naar de vertrouwde bloeddruk die gemeten werd in de praktijk? Het antwoord is nee. Wellicht krijgt u de indruk dat een 24-uursbloeddrukmeting de bodem onder uw voeten wegslaat. Dat is niet het geval. De 24-uursbloeddrukmeting geeft juist nieuwe inzichten en is bovendien een betere voorspeller van cardiovasculaire complicaties. Tabel 1.2 geeft een overzicht van de voordelen van de 24-uursbloeddrukmeting.

Tabel 1.2 Vergelijking mogelijkheden 24-uursbloeddrukmeting en spreekkamermeting

	24-uursbloeddrukmeting	spreekkamermeting
inzicht in beloop bloeddruk door de dag	ja	neen
inzicht relatie bloeddruk en activiteiten	ja	neen
inzicht in diurnaal patroon	ja	neen
beoordeling effect medicatie	ja	ja
evaluatie klachten patiënt (hypotensie)	ja	neen
beoordeling morning blood pressure surge	ja	neen
beoordeling variabiliteit bloeddruk	ja	neen
beoordeling beloop hartfrequentie	ja	neen

De indicaties voor het toepassen van een 24-uursbloeddrukmeting zijn ruim. Algemeen geaccepteerde redenen om de 24-uursbloeddrukmeteing te gebruiken zijn:
- vaststelling van hypertensie alvorens over te gaan op medicamenteuze therapie of bestaande therapie (bijvoorbeeld bij zwangeren) uit te breiden;
- verdenking van wittejassenhypertensie;
- vaststelling van de mate van geïsoleerde systolische hypertensie;
- beoordeling van het diurnaal patroon;
- premature atherosclerose;
- verdenking van gemaskeerde hypertensie;
- beoordeling van bloeddrukregulatie in de vroege ochtend;
- beoordeling van de bloeddrukvariabiliteit en variatie in hartfrequentie;
- beoordeling van de effectiviteit van medicatie en de klinische werkingsduur van medicamenten;
- vaststelling van hypotensieve perioden bij klachten van een patiënt die daarbij zouden kunnen passen (orthostase).

De 24-uursbloeddrukmeting kent ook nadelen. Het aansluiten van de 24-uursbloeddrukmeter vergt meer tijd. Een patiënt ervaart de metingen regelmatig als onplezierig en sommige patiënten weigeren om die reden de 24-uursbloeddrukmeting. Ook vraagt de introductie van de 24-uursbloeddrukmeting een investering van tijd en geld die wellicht voor sommigen niet opweegt tegen de positieve effecten. Echter, u zult snel met de nieuwe normaalwaarden vertrouwd raken en de additionele informatie niet meer willen missen. Figuur 1.1 laat bijvoorbeeld zien dat de 2-jaars-kans op een cardiovasculaire complicatie het sterkst wordt bepaald door de nachtelijke bloeddruk. De *good old* spreekkamerbloeddruk had hierop de minste invloed. De gemeten waarde van de 24-uursbloeddrukmeting ligt het dichtst bij de bloeddruk met het meeste effect op de cardiovasculaire complicatie.

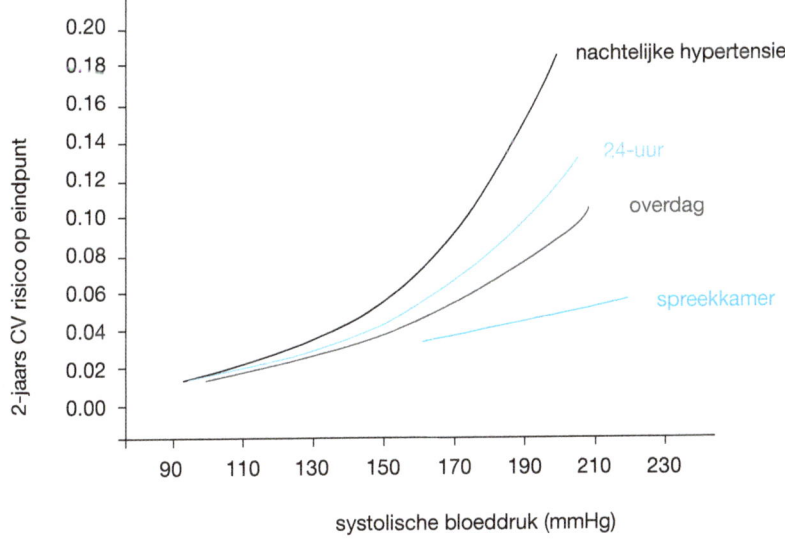

Figuur 1.1

Deze uitgave heeft als doel de 24-uursbloeddrukmeting te introduceren. Daarbij is gekozen voor de casuïstiekvorm. Om het nalezen van nieuwe inzichten mogelijk te maken, wordt bij elke casus relevante literatuur opgegeven.

Nadat u de casuïstiek heeft doorgenomen, zult u meer vertrouwd zijn met de mogelijkheden van en de indicaties voor een 24-uursbloeddrukmeting. U leert de apparatuur correct te gebruiken en weet hoe u een patiënt moet instrueren. Ook kunt u de 24-uursbloeddrukmeting interpreteren, waardoor u extra *tools* in handen krijgt voor adequate diagnostiek en behandeling van patiënten met hypertensie.

2 NORMAALWAARDEN

Wat is een normale bloeddruk en wat is een normale bloeddruk bij een 24-uursbloeddrukmeting? Dit is een belangrijke vraag. De huidige richtlijn CVRM is vrij duidelijk. Een normale bloeddruk voor inwoners van Nederland zonder cardiovasculaire comorbiditeit is een systolische bloeddruk lager dan 140 mmHg. Bij mensen van zestig jaar en ouder is een systolische bloeddruk onder de 160 mmHg normaal. Er wordt weinig uitgewijd als het gaat om de diastolische bloeddruk of de zogenoemde polsdruk (polsdruk = systolische bloeddruk – diastolische bloeddruk).
Bij patiënten met een cardiovasculaire belasting en/of diabetes zijn de grenzen scherper gesteld. Bij deze patiënten wordt gestreefd naar een bloeddruk lager dan 130/85 mmHg.
Veel artsen werken met de SCORE-kaart van de landelijke richtlijn CVRM. De risicoschatting, die kan worden gemaakt, geldt niet voor patiënten die al hart- en vaatziekten of diabetes mellitus hebben!

In internationale richtlijnen wordt gedifferentieerder over normaalwaarden van de bloeddruk gedacht. Een voorbeeld hiervan is de definitie die wordt gegeven door de European Society of Hypertension / European Society of Cardiology. In de meest recente richtlijn van de ESH uit 2007 spreekt men van een normale bloeddruk bij waarden tussen 120-129 en 80-84 mmHg en van een hoog normale bloeddruk bij waarden die liggen tussen 130-139 mmHg en 85-89 mmHg. Bij hogere bloeddrukwaarden wordt gesproken van hypertensie in diverse gradaties (zie tabel 2.1).

Bloeddruk	
Normaal	: 120 - 129 en/of 80 - 84 mmHg
Hoog normaal	: 130 - 139 en/of 85 - 89 mmHg
Hypertensie	
Graad 1	: 140 - 159 en/of 90 - 99 mmHg
Graad 2	: 160 - 179 en/of 100 - 109 mmHg
Graad 3	: ≥180 en ≥110 mmHg

Tabel 2.1

Met de introductie van de 24-uursbloeddrukmeting zult u met andere en meer gedifferentieerde normaalwaarden moeten gaan werken. Voor deze uitgave gaan we ervan uit dat de bloeddrukwaarden zoals vermeld in tabel 2.2 normale bloeddrukken zijn.

		normaal	hypertensie
spreekkamer	<140/90		
ambulante zelfmeting	<135/85		
24-uursmeting	<130/80		
overdag		≤135/85	>140/90
's nachts		≤120/70	>125/75
etmaal		≤130/80	>135/85

Tabel 2.2

3 PREHYPERTENSIE

Regelmatig treden cardiovasculaire complicaties op bij bloeddrukken die volgens de landelijke richtlijn CVRM normaal zijn. Dit fenomeen heeft een aantal onderzoekers ertoe gebracht de term prehypertensie te introduceren. Voor de dagelijkse praktijk is dit een lastige term, ook al weten we dat cardiovasculaire complicaties soms optreden bij systolische bloeddrukken onder de 140 mmHg. Overigens betreft het hier een substantieel percentage van de cardiovasculaire complicaties, namelijk circa 20%. Studies die aantonen dat behandeling van patiënten met prehypertensie het risico op cardiovasculaire complicaties kan reduceren, ontbreken tot op heden. Gaat u met deze wetenschap een vijftig-jarige man (niet-roker, BMI 27, tweemaal per week twee uur tennis) met een spreekkamerbloeddruk van 135/87 medicamenteus behandelen of niet?

Vragen

Vraag 1
In uw spreekkamer zit een vijftig-jarige man (niet-roker, BMI 27, tweemaal per week twee uur tennis). In het kader van zijn jaarlijkse *check-up* meet u de bloeddruk: 135/87. Wat gaat u doen?
a. Ik start bij deze patiënt met een thiazide.
b. Ik spreek een 24-uursbloeddrukmeting af voor deze patiënt.
c. Ik start bij deze patiënt met een calciumantagonist.
d. Ik geef algemene adviezen en controleer de bloeddruk over drie maanden.
e. Ik start medicamenteuze therapie, want deze man heeft een gemaskeerde hypertensie.

Antwoorden

Antwoord vraag 1: d
Prehypertensie is een nog onvoldoende onderbouwde klinische diagnose en op dit moment is een medicamenteuze behandeling daarom niet gerechtvaardigd. Daarmee vervallen, met de richtlijn CVRM en de NHG-standaard, antwoorden a en c.
Het geven van algemene adviezen is zeker aan te bevelen. Veranderingen in de voedingsgewoonten, zoals geen keukenzout (NaCl) toevoegen aan de maaltijden en 'zoutbommen' (zuurkool, zoute haring en kant-en-klaarmaaltijden) vermijden, en het stimuleren van meer lichaamsbeweging verdienen de aandacht.
Het controleren van de bloeddruk na enige tijd is bij deze patiënt aan te bevelen.
Gemaskeerde hypertensie is een interessante diagnose waar we later in deze uitgave nog op terug zullen komen. U kunt de diagnose gemaskeerde hypertensie echter niet stellen op basis van de spreekkamerbloeddruk alleen.

4 UITVOERING, BEOORDELING EN GEVOLGEN VAN DE 24-UURSBLOEDDRUKMETING

Uitvoering

Voor het (laten) uitvoeren van een 24-uursbloeddrukmeting bij een patiënt is instructie vooraf onontbeerlijk. Er is dus wat extra tijd nodig om de 24-uursmeting adequaat uit te voeren. De uitleg aan de patiënt omvat in ieder geval zaken met betrekking tot de procedure, de meetfrequentie, hoe te handelen in het geval van storing en wat er gebeurt wanneer een bloeddrukmeting mislukt.

Proceduregerelateerd:
- De bloeddrukmeting duurt globaal 24 uur.
- Het is niet de bedoeling dat de patiënt zelf de bloeddrukmanchet afdoet.
- De meting kan gedurende de nacht niet worden onderbroken.
- U doet de bloeddrukmanchet om en sluit de apparatuur aan.
- Na de eerste metingen verschijnt de gemeten bloeddruk vaak niet meer in de display (dit is afhankelijk van het type bloeddrukmeter; er is dus geen sprake van een storing).
- Bij vragen en/of storing kan de patiënt contact opnemen met de praktijk.

Instellingen van de apparatuur:
- U legt uit dat u overdag de bloeddruk in een hogere frequentie laat meten dan 's nachts (gewoonlijk twee- à driemaal per uur overdag en eenmaal per uur 's nachts).
- U kunt een akoestisch signaal instellen om de bloeddrukmeting aan te kondigen.
- U kunt ervoor kiezen de meting overdag wel en 's nachts niet vooraf te laten gaan door een akoestisch signaal.

In geval van storing:
- Leg uit dat een bloeddrukmeting kan mislukken en dat dit geen storing is.
- Als de meting is mislukt, wordt de bloeddruk na circa één minuut opnieuw gemeten.
- In het geval van reële storing heeft de patiënt drie opties: telefonisch contact opnemen, de bloeddrukmanchet handmatig leeg laten lopen of (in het uiterste geval) het apparaat uitschakelen met de aan/uit-schakelaar.

Door de patiënt goed te instrueren, kunt u de 24-uursbloeddrukmetingen waardevoller en minder foutgevoelig maken. Laat een patiënt op de dag van de meting zoveel mogelijk normale activiteiten ontplooien en leg uit dat het juist niet de bedoeling is dat de patiënt de dag thuis zittend op de bank doorbrengt. Leg uit dat tijdens de metingen van de bloeddruk een aantal regels gelden.

Activiteiten:
- Het is te verkiezen de 24-uursbloeddrukmeting te doen op een dag dat de patiënt normaal actief is.
- Laat de patiënt tussen de metingen door normale activiteiten ontplooien.
- Sporten is geen probleem als de arm waaraan gemeten wordt tijdens de meting maar zoveel mogelijk stil wordt gehouden (dit leidt tot minder mislukte bloeddrukmetingen).

Bloeddrukmanchet:
- De bloeddrukmanchet moet zich tijdens de meting op harthoogte bevinden. Een positie van de bloeddrukmanchet onder het hart verhoogt de bloeddruk met het hydrostatische drukverschil dat als gevolg daarvan optreedt.
- Als de bloeddrukmanchet om de een of andere reden is afgedaan, krijgt een patiënt (of een welwillende partner) deze in de regel niet goed meer om.

Logboek:
- Het is zinvol de patiënt een logboek te laten bijhouden van relevante zaken (tijdstip van ontwaken, tijdstip van slapengaan, tijdstip van medicijninname of bepaalde klachten) en bijzondere bezigheden (sporten, ruzie op het werk enzovoort) die dag. Zelf heb ik eens 24-uursbloeddrukmeting gedaan bij een patiënt die zich in de kleine uurtjes vermande om een geëmotioneerde analyse van het kabinetsbeleid op papier te zetten. In de grafische weergave van de 24-uursbloeddrukmeting is dit goed waar te nemen (zie figuur 4.1).

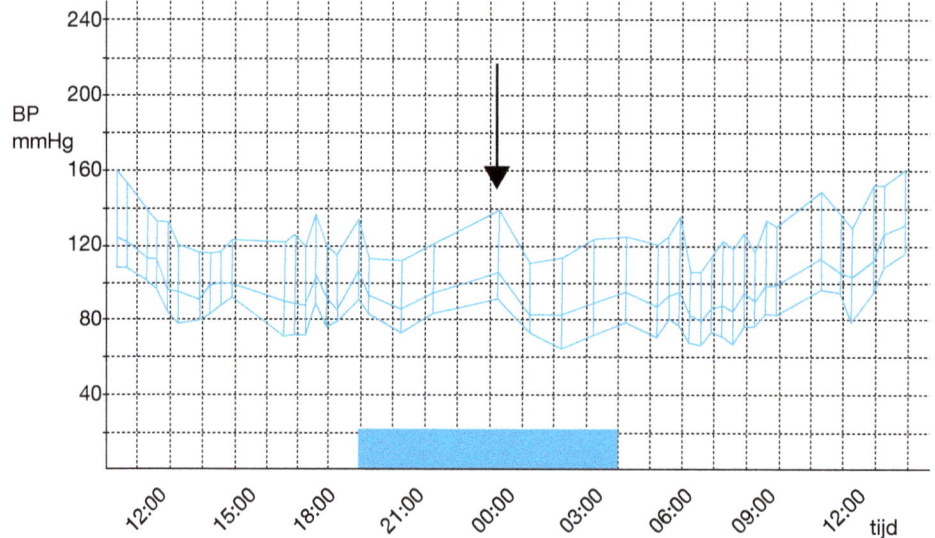

Figuur 4.1

Beoordeling
Ik raad u aan de beoordeling van een 24-uursbloeddrukmeting net als die van een ECG te systematiseren.
- In de regel wordt aangehouden dat meer dan 70% van de metingen succesvol moet zijn verlopen om een betrouwbaar beeld van de bloeddruk te verkrijgen.
- Bepaal de gemiddelde bloeddruk overdag, de gemiddelde bloeddruk 's nachts, de polsdruk en de hartfrequentie.
- Kijk of u een bepaald bloeddrukprofiel kunt herkennen (WCH, ISH, dipper enzovoort) en beoordeel of dit eventuele diagnostische consequenties heeft.
- Beoordeel de verdeling van de bloeddrukken. Is er veel variatie in bloeddruk en/of hartfrequentie?
- Beoordeel de nachtelijke bloeddrukdaling (>10% of >10/5 mmHg is normaal).
- Beoordeel het bloeddrukverloop in de vroege ochtend.
- Kijk of u gerapporteerde klachten kunt relateren aan de bloeddruk en/of polsfrequentie op dat moment.

Gevolgen
De indicaties voor een 24-uursbloeddrukmeting zijn uitgebreid, mede door het breder beschikbaar komen van de meetmethode. De 24-uursbloeddrukmeting is ontwikkeld om de wittejassenhypertensie te corrigeren, maar tegenwoordig zijn er veel meer indicaties. Eigenlijk kunnen we ons afvragen of er nog wel een situatie bestaat waarin we uitsluitend met een bloeddrukmeting in de spreekkamer kunnen volstaan.

Vragen

Vraag 2
Welke van de onderstaande mogelijkheden is naar uw mening geen indicatie voor een 24-uursbloeddrukmeting?
a. Normale bloeddruk in de spreekkamer.
b. Premature atherosclerose.
c. Klachten suggestief voor hypotensie.
d. Twijfels rond therapietrouw (*adherence*).
e. Verdenking van wittejassenhypertensie.
f. Geïsoleerde systolische hypertensie.

Vraag 3
Stelling: Nu de 24-uursbloeddrukmeting ruim beschikbaar is, is het meten van de bloeddruk in de spreekkamer niet meer zinvol.
Welk van de onderstaande antwoorden geeft uw mening het beste weer?
a. Mee eens, iedereen moet 24-uursbloeddrukmetingen gaan doen.
b. Gedeeltelijk mee eens, want ik ben nog niet vertrouwd met de normaalwaarden die bij de 24-uursbloeddrukmeting horen.
c. Mee eens, want het geeft veel nieuwe informatie.
d. Gedeeltelijk mee oneens, want we kunnen onze oude *evidence* niet zomaar overboord gooien.
e. Mee oneens, niet iedereen beschikt over een 24-uursbloeddrukmeter.

Antwoorden

Antwoord vraag 2: a
Een normale bloeddruk in de spreekkamer is slechts in bijzondere situaties een reden voor 24-uursbloeddrukmeting. In het geval van een patiënt met cardiovasculaire complicaties op (relatief) jonge leeftijd of bij wie de gebruikelijke risicofactoren niet de oorzaak van de complicaties zijn, kan gedacht worden aan meer bijzondere vormen van hypertensie. In een dergelijke situatie moet u rekening houden met bijvoorbeeld nachtelijke hypertensie en kan de 24-uursbloeddrukmeting uitsluitsel geven. Algemeen geaccepteerde indicaties voor het verrichten van een 24-uursbloeddrukmeting zijn:
- verdenking van wittejassenhypertensie (*white coat hypertension*, WCH);
- vermoeden van een borderlinehypertensie;
- bevestiging van een veronderstelde nachtelijke hypertensie;
- klachten van een patiënt, suggestief voor hypotensie';
- twijfel over al dan niet starten met medicamenteuze therapie bij ouderen of zwangeren;
- twijfels rond de therapietrouw (*adherence*) van de patiënt;
- vraagtekens rond de werkingsduur van bloeddrukverlagende middelen;
- grote variatie in gemeten bloeddrukken in de spreekkamer;
- premature atherosclerose.

Antwoord vraag 3: d

Het antwoord op deze vraag is genuanceerd. Het is zeker waar, dat de 24-uursbloeddrukmeting nieuwe, eerder niet bekende informatie verschaft. Het bewijs voor de klinische relevantie van deze nieuwe informatie en inzichten, op basis van prospectieve gerandomiseerde studies, moet echter nog gepubliceerd worden. Pereira schreef in een recente *letter to the editor*:

'Ambulatory blood pressure measurement has been shown to better correlate with target-organ damage than office measurements. Still the diagnosis of hypertensions relies on office measurements, as does the evidence of the benefit of hypertension treatment in cardiovascular risk reduction.'

Beide argumenten zijn valide maar het laatste argument maakt dat vooralsnog het juiste antwoord op de vraag antwoord d is.

5 CASUÏSTIEK

Casus 1

Een man van 64 jaar met al langer bestaande hypertensie bezoekt uw spreekuur. De medische voorgeschiedenis vermeldt geen relevante zaken. U controleert hem al enige tijd sinds er bij hem hoge bloeddruk was gemeten tijdens een bedrijfskeuring. U gaf algemene adviezen en drong er bij de man op aan dat hij het roken (tien à vijftien sigaretten per dag) zou opgeven. U meet nu een bloeddruk van 171/85 mmHg. U treedt weer in discussie met de patiënt. U wilt nu toch echt starten met medicamenteuze therapie. Uw patiënt heeft echter informatie via internet verzameld en stelt dat de normale diastolische bloeddruk medicamenteuze therapie niet rechtvaardigt. Bovendien, zo zegt hij, is hij gestopt met het toevoegen van zout aan het dieet en tennist hij sinds vier maanden tweemaal per week. Als alternatief stelt u nu voor om 24-uursbloeddrukmeting toe te passen. U heeft namelijk recentelijk iets gelezen over de mogelijk toegevoegde waarde van een 24-uursbloeddrukmeting. Uw patiënt stemt ermee in.
ABPM-data:
- de gemiddelde bloeddruk overdag: 165/75 mmHg;
- de gemiddelde bloeddruk 's nachts: 152/65 mmHg;
- de 24-uursbloeddrukmeting is grafisch weergegeven in figuur 5.1.

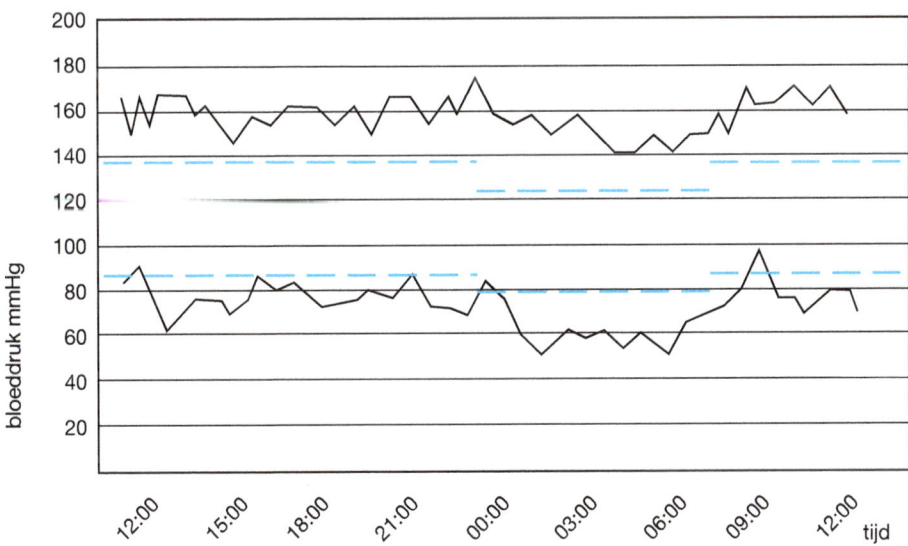

Figuur 5.1

Vragen

Vraag 4
Welke diagnose stelt u?
a. Normale 24-uursbloeddrukmeting.
b. Premature atherosclerose.
c. Geïsoleerde systolische hypertensie.
d. Systolische en diastolische hypertensie.

Vraag 5
Welk onderliggende mechanisme veronderstelt u als verklaring voor de hypertensie van deze patiënt?
a. Normale fysiologische veroudering.
b. Een geactiveerd renine-angiotensine-aldosteronsysteem (RAAS).
c. Arteriosclerose.
d. Atherosclerose.

Vraag 6
Uit welke groep van medicamenten komt uw medicament van keuze?
a. ACE-inhibitoren.
b. AT_1-antagonisten.
c. Thiaziden.
d. ß-blokkers.

Vraag 7
Welke bloeddruk gaat gepaard met een hoger cardiovasculair risico?
a. 160/100 mmHg.
b. 150/80 mmHg.

Antwoorden

Antwoord vraag 4: c
Om te beginnen gaan we terug naar tabel 2.2. Hierin worden de bloeddrukken weergegeven die gelden als de normaalwaarden tijdens een 24-uursbloeddrukmeting:
- overdag < 135/85 mmHg,
- 's nachts < 120/70 mmHg.

Deze 64-jarige man heeft volgens de definitie geen normale bloeddruk. Er is sprake van een verhoogde systolische bloeddruk en een niet-verhoogde en zelfs relatief lage gemiddelde diastolische bloeddruk. Er is bij deze man sprake van geïsoleerde systolische hypertensie (*isolated systolic hypertension*, ISH).
Premature atherosclerose is een klinische diagnose die u niet met een 24-uursbloeddrukmeting kunt stellen, maar ik hoop dat u na het doorlopen van deze casuïstiek besluit bij een patiënt met premature atherosclerose een 24-uursbloeddrukmeting te doen.

Antwoord vraag 5: c
Uit cohortstudies is bekend dat met het stijgen van de leeftijd de systolische bloeddruk toeneemt en de diastolische bloeddruk na het zestigste levensjaar daalt. Toch is uit recent onderzoek duidelijk geworden dat het zinvol is ook bij zeer oude mensen de bloeddruk te behandelen. De gemeten bloeddrukken bij deze 64-jarige man zijn te hoog. Hiermee valt antwoord a af.

Ik probeer bij hypertensie altijd pathofysiologisch te denken. Ik stel mij, mede door mijn opleiding en werkomgeving, vrijwel altijd als eerste de vraag of er bij een patiënt een reninecomponent is. Velen van u kennen in dat opzicht de captopriltest nog wel. Een tot de verbeelding sprekend voorbeeld van secundaire hypertensie is een nierarteriestenose. De nierarteriestenose is veelal het gevolg van atherosclerose en geeft aanleiding tot een renovasculaire hypertensie. In het klassieke geval registreert de nier achter de nierarteriestenose (stroomafwaarts) een lage bloeddruk, wat leidt tot een stimulatie van het RAAS in deze nier. Een renovasculaire hypertensie is een gecombineerde systolische en diastolische hypertensie. De behandeling van een renovasculaire hypertensie is onderwerp van een uitgebreide discussie. De focus van de behandeling verschuift van interventie (dotter- of bypass-chirurgie) naar medicamenteuze therapie met onder andere een RAAS-beïnvloedend medicament, zoals een ACE-i of een AT_1-antagonist (in 2009 werd overigens de eerste renineremmer geïntroduceerd). Antwoord b is dus niet juist.

Bij deze 64-jarige man is er sprake van een geïsoleerde systolische hypertensie. Bij geïsoleerde systolische hypertensie is het onderliggende pathofysiologische mechanisme het verlies aan elasticiteit van het arterieel stelsel. Het bekendste voorbeeld is de verkalking van de tunica media die bij patiënten met diabetes mellitus optreedt (figuur 5.2). Bij een arterieel stelsel met normale elasticiteit wordt een deel van de drukverhoging tijdens de systole opgevangen door dilatatie (windketelfunctie) en is de snelheid waarmee de drukgolf zich verplaatst (*pulse wave velocity*) niet zo hoog. Hierdoor bereikt de teruggekaatste drukgolf uit de periferie de centrale aorta (linkerpijl in figuur 5.3) nadat de aortaklep is gesloten. In de situatie van een 'stijf' arterieel stelsel (verlies van windketelfunctie) is de snelheid waarmee de drukgolf zich verplaatst veel hoger en bereikt de teruggekaatste drukgolf vanuit de periferie het hart al voordat de aortaklep is gesloten. Hierdoor ontstaat augmentatie van de systolische druk (rechterpijl in figuur 5.3) en valt de diastolische druk juist lager uit.

Bij deze patiënt is sprake van geïsoleerde systolische hypertensie omdat hij te jong is om te spreken van fysiologische veroudering. Het rookgedrag van deze 64-jarige man heeft zeker een bijdrage aan de hypertentie geleverd.

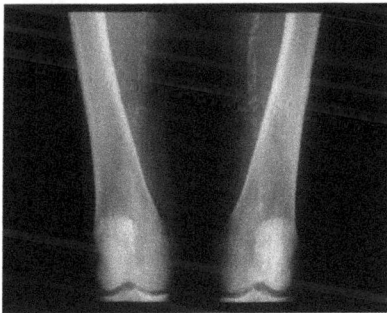

Figuur 5.2

	normale aorta (jongvolwassenen)		verstijfde aorta (ouderen)
centrale bloeddruk (mmHg)	130 80	systolisch diastolisch	160 70
PWV (m/s) *	5,0		10,0
teruggekaatste drukgolf	vroeg diastolisch		laat diastolisch
polscurve	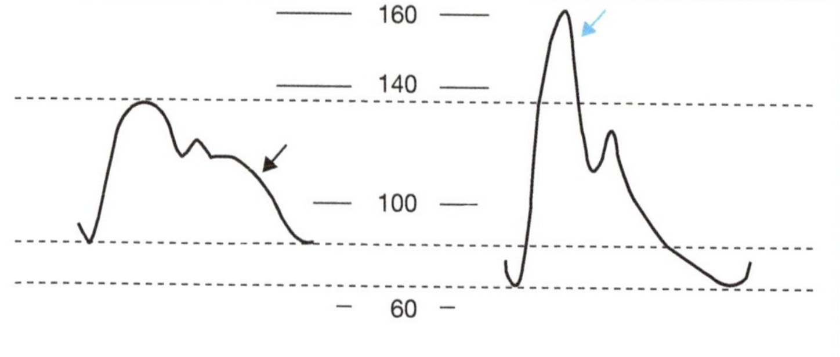		

* PWV = puls wave velocity

Figuur 5.3 Leeftijdgerelateerde stijfheid en bloeddruk in de aorta

Antwoord vraag 6: c

Uit de beargumentering van de antwoorden op vraag 4 en 5 heeft u kunnen opmaken dat stimulatie van het RAAS niet het leidende pathofysiologische principe is. Een ACE-i of een AT_1-antagonist is in deze casus geen eerstekeusgeneesmiddel, hoewel in een recente studie bij patiënten van tachtig jaar en ouder indapamide +/- perindopril wel effectief is gebleken. Een ß-blokker behoort tot de behandelmogelijkheden, maar op basis van literatuurgegevens zijn een thiazide of een calciumantagonist eerste keus.

Antwoord vraag 7: b

Met deze vraag wil ik het belang van de polsdruk (*pulse pressure*) onder uw aandacht brengen. In het verleden werd veelal gesteld dat op jonge leeftijd de diastolische bloeddruk van belang was en op oudere leeftijd juist de systolische bloeddruk. Uit de Framinghamstudie weten we dat de polsdruk een onafhankelijke cardiovasculaire risicofactor is (figuur 5.4). Van meer recente datum is de publicatie van Ungar et al. Zij onderzochten 805 patiënten van zestig jaar en ouder. Na een gemiddelde follow-up van 3,8 jaar bleek de mortaliteit gemiddeld 3,5% per jaar. Indien tijdens de 24-uursbloeddrukmeting de systolische bloeddruk hoger, de diastolische bloeddruk lager en de polsdruk hoger was, dan bleek er een correlatie te zijn met een hoger relatief risico op sterfte.

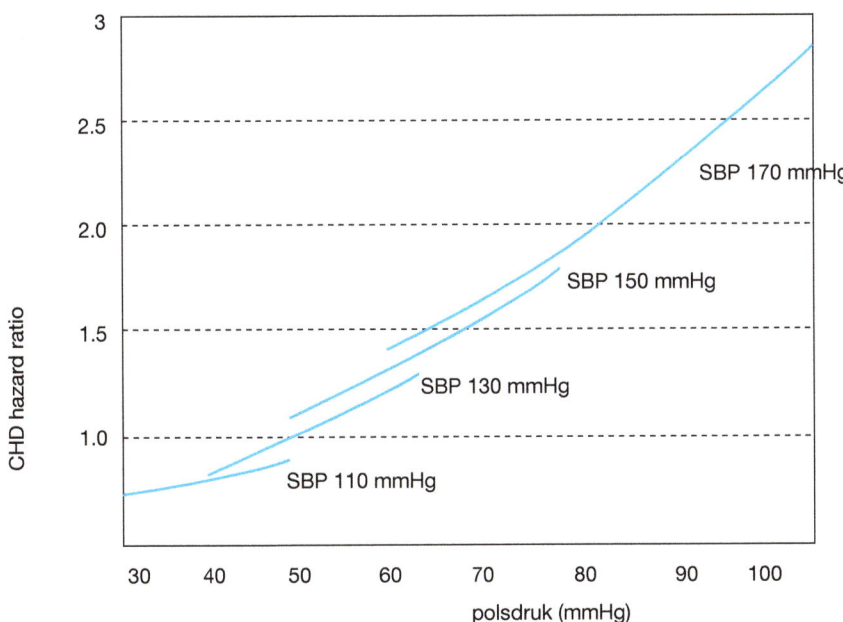

Figuur 5.4 Polsdruk

Literatuur

SHEP Cooperative research group. Prevention of stroke by antihypertensive drug treatment in older patients with isolated systolic hypertension. Final results of the Systolic Hypertension in the Elderly Program (SHEP), JAMA 1991;265:3255-3264.

Toumilehto J, Rastenyte D, Birenhager WH et al. Effects of calcium channel blockade in older patients with diabetes and systolic hypertension. N Eng J Med 1999;340:677-684.

Franklin SS, et al. Circulation 1999;100:354-360.

Ungar et al. Low diastolic ambulatory blood pressure is associated with greater all-cause mortality in older patients with hypertenssion. Am J Geriatr Soc 2009;57:291-296.

Casus 2

Een vrouw van 61 jaar bezoekt regelmatig de praktijk in verband met een op zichzelf goed geregelde diabetes mellitus type 2. Patiënte was redelijk goed gemotiveerd voor modificaties in de leefstijl, zoals een zoutbeperking (geen zout toevoegen aan het dieet). Haar diabetes is met metformine 3 dd 500 mg adequaat geregeld gezien haar Hb_{a1c} van 6,2 en nuchtere bloedsuiker van 5,9 mmol/l. Er zijn tot op heden geen microvasculaire complicaties. Urine: microalbumine/kreatinine-ratio 2,3, geen retinopathie op een recente fundusfoto, geen neuropathische klachten. Bij herhaling meten uw praktijkondersteuner en uzelf een bloeddruk met systolische waarden tussen 165-171 mmHg en diastolische waarden tussen 94-99 mmHg.
U overweegt patiënte te gaan behandelen met een RAAS-beïnvloedend medicament, gezien haar diabetes mellitus type 2 en de verhoogde bloeddruk. Uw patiënte antwoordt: 'Maar dokter, ik ben altijd zo zenuwachtig als ik voor controle moet komen en u weet dat ik veel zorgen heb over mijn zieke oude moeder.'
U stelt een 24-uursbloeddrukmeting voor omdat u graag zeker wilt weten of een behandeling met een RAAS-beïnvloedend medicament een juiste keuze is. Patiënte stemt hiermee in.
ABPM-data:
- de gemiddelde bloeddruk overdag: 129/81 mmHg;
- de gemiddelde bloeddruk 's nachts: 119/72 mmHg;
- in figuur 5.5 is de 24-uursbloeddrukmeting grafisch weergegeven.

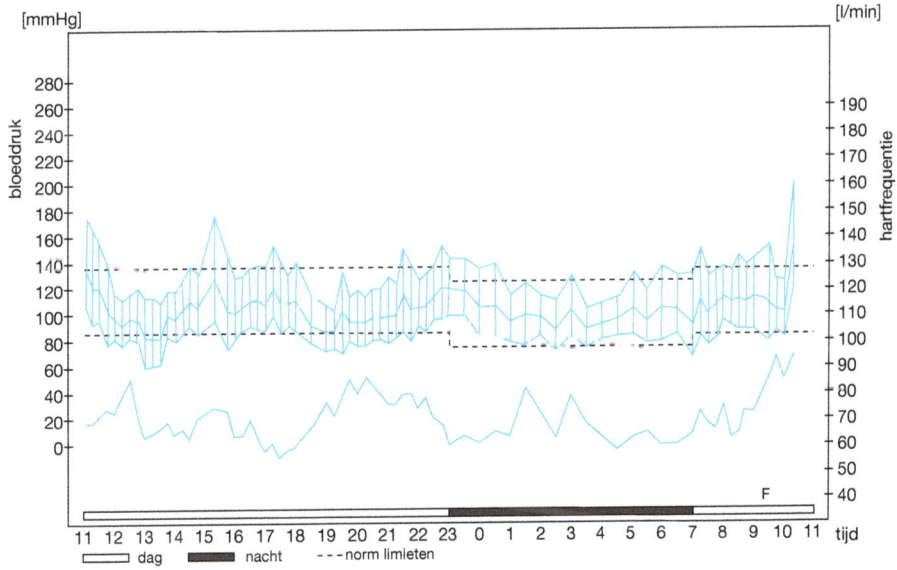

Figuur 5.5

Vragen

Vraag 8
Welke diagnose stelt u?
a. Normale 24-uursbloeddrukmeting.
b. Wittejassenhypertensie.
c. Nachtelijke hypertensie.
d. Non-dipper.

Vraag 9

Heeft de door u gestelde diagnose consequenties voor deze patiënte en zou u medicamenteuze therapie overwegen?

a. Neen.
b. Neen, alleen indien er bijkomende risicofactoren aanwezig zijn.
c. Ja, want er bestaat een sterk verhoogd cardiovasculair risico.
d. Ja, er is een beperkt verhoogd cardiovasculair risico en een verhoogde kans op blijvende hypertensie.

Antwoorden

Algemeen

Wittejassenhypertensie (*white coat hypertension*, WCH) is een situatie waarin sprake is van een geïsoleerde hypertensie bij meting van de bloeddruk in de spreekkamer en een normale gemiddelde bloeddruk bij de 24-uursbloeddrukmeting. In de literatuur wordt deze vorm van hypertensie ook wel aangeduid als geïsoleerde spreekkamerhypertensie (*isolated office hypertension*, IOH). De opgegeven prevalentie van wittejassenhypertensie ligt tussen 15 en 30%. Verder kan bij iedereen sprake zijn van een wittejasseneffect (bloeddruk in de spreekkamer hoger ondanks medicamenteuze behandeling).

Antwoord vraag 8: b

De gemeten bloeddrukken zijn gemiddeld normaal. In figuur 5.5 kunt u duidelijk zien dat de bloeddruk bij aansluiten hoger is dan de rest van die dag en dat de bloeddruk weer oploopt met de wetenschap dat de 24-uursmeting zal eindigen en de patiënte weer op weg gaat naar de praktijk. De gemeten gemiddelde bloeddrukken vallen binnen de normaalwaarden zoals die gelden bij een 24-uursbloeddrukmeting:

- overdag < 135/85 mmHg;
- 's nachts < 120/70 mmHg.

Deze 61-jarige vrouw heeft een wittejassenhypertensie. Deze diagnose kan worden gesteld nadat in de spreekkamer tweemaal een bloeddruk > 160/90 mmHg is gemeten (patiënten zestig jaar en ouder), terwijl bij de 24-uursbloeddrukmeting de gemiddelde bloeddruk overdag < 135/85 mmHg is.
In figuur 5.5 ziet u dat er rond 15:00 uur een duidelijke stijging van de bloeddruk is opgetreden. Uit het logboek bleek dat patiënte op dat tijdstip als toeschouwer aanwezig was bij een spannende wedstrijd van haar kleinzoon.

Antwoord vraag 9: d

De neiging bestaat de WCH af te doen als een klinisch weinig relevante aandoening. Dit is onjuist, omdat een WCH een verhoogde kans op permanente hypertensie met zich meebrengt en bovendien gepaard gaat met een verhoogd cardiovasculair risico. Dit is ook wel begrijpelijk als u zich bedenkt dat een patiënt met wittejassenhypertensie op andere stressvolle momenten ook zal reageren met een bloeddrukverhoging (bijvoorbeeld de sportwedstrijd van de kleinzoon van patiënte).
Verdecchia et al. publiceerden in 2005 over patiënten met een WCH die een verhoogde kans op een CVA hadden. Het betrof een meta-analyse van vier studies met in totaal 4406 patiënten met hypertensie en 1506 niet eerder behandelde normotensieve patiënten, bij wie bij aanvang van de studie de bloeddruk gemeten werd in de spreekkamer en met behulp van een 24-uursbloeddrukmeting. Zij werden mediaan 5,4 jaar vervolgd. Gedurende die follow-up ontstonden 213 nieuwe CVA's. De incidentie was 0,35, 0,59 en 0,65 per 1000 patiëntjaren bij respectievelijk patiënten met een normale bloeddruk, een WCH en hypertensie (*sustained hypertension*, SH). Dit komt overeen met een

hazardratio van 1,15 (95% CI; 0,61-2,16, p=0,66) voor WCH en 2,1 (95% CI; 1,31-3,08, p=0,001) voor SH (figuur 5.6). Na zes jaar follow-up passeerde de cumulatieve incidentiecurve van de WCH-groep die van de SH-groep (figuur 5.7).

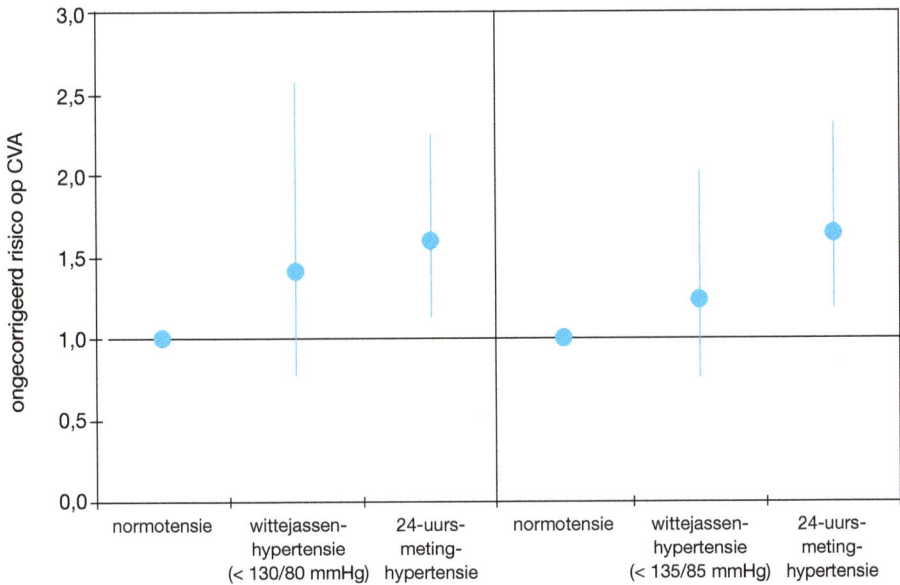

Figuur 5.6

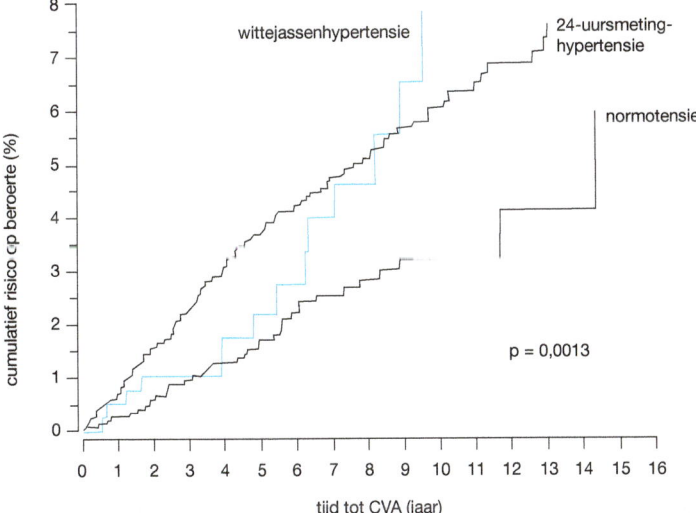

Figuur 5.7 Cumulatieve incidentiecurve

Konstandonis et al. rapporteerden in 2008 over honderd patiënten bij wie coronarialijden vermoed werd. Deze patiënten ondergingen de volgende onderzoeken: coronaire angiografie, 24-uursbloeddrukmeting, echocardiografie en een duplexonderzoek van de carotiden met meting van de intimamediadikte (IMT). Op basis van twee metingen van de bloeddruk werden de patiënten verdeeld in twee groepen, die met (n=39) en die zonder (n=58) wittejassenhypertensie. Zonder in detail in te gaan op de gevonden stenosen in de coronairen, kunnen we vaststellen dat deze in de groep van patiënten met wittejassenhypertensie ernstiger waren en dat bij deze patiënten meer linkerventrikelhypertrofie voorkwam, gemeten als de LVM/BSA. De toename in de IMT werd ook aangetoond door Puato. Een samenvatting van de resultaten is weergegeven in figuur 5.8. In het *editorial comment* stelt Spence: 'Whitecoat hypertension is hypertension.'

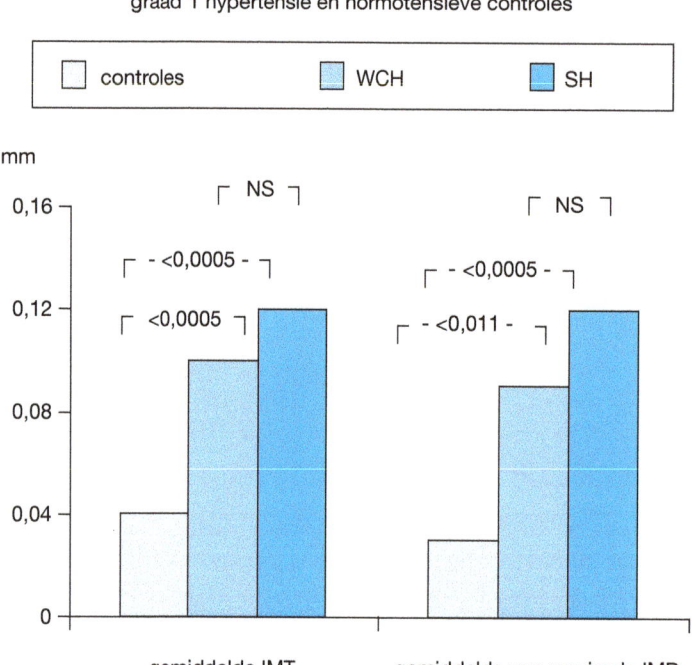

Figuur 5.8

Literatuur

Kostandonis D et al. Topography and severity of coronary artery disease in whitecoat hypertension. Eur J Intern Med 2008;19:280-284.
Puato M, Palatini P, Zanardo M et al. Increase in Carotid Intima-media thickness in grade 1 hypertensive subjects – white coat versus sustained hypertension. Hypertension 2008;51:1300-1305.
Spence JD. White coat hypertension is hypertension. Hypertension 2008;51:1272.

Casus 3

Een man van 54 jaar komt sinds twee jaar op uw spreekuur. Uw adviezen over veranderingen in zijn leefstijl heeft hij nog niet kunnen opvolgen, gezien zijn BMI van 26,2 kg/m². De man leidt een zittend bestaan. Zijn bloeddruk is, gemeten in de spreekkamer, adequaat gereguleerd. In de regel meet u een bloeddruk van 140/90 mmHg, maar deze metingen vinden plaats in een periode dat de man perindopril 1 dd 8 mg en chloortalidon 1 dd 12,5 mg gebruikt.
Desondanks bestaat er een albuminurie met een microalbumine/kreatinine-ratio van 4,9 mg/mmol. Op het zojuist gemaakte ECG constateert u beperkte voltagecriteria voor linkerventrikelhypertrofie. U besluit een 24-uursbloeddrukmeting te doen, waarmee de patiënt akkoord gaat.
ABPM-data:
- de gemiddelde bloeddruk overdag: 135/83 mmHg;
- de gemiddelde bloeddruk 's nachts: 133/79 mmHg;
- de grafische weergave ziet u in figuur 5.9.

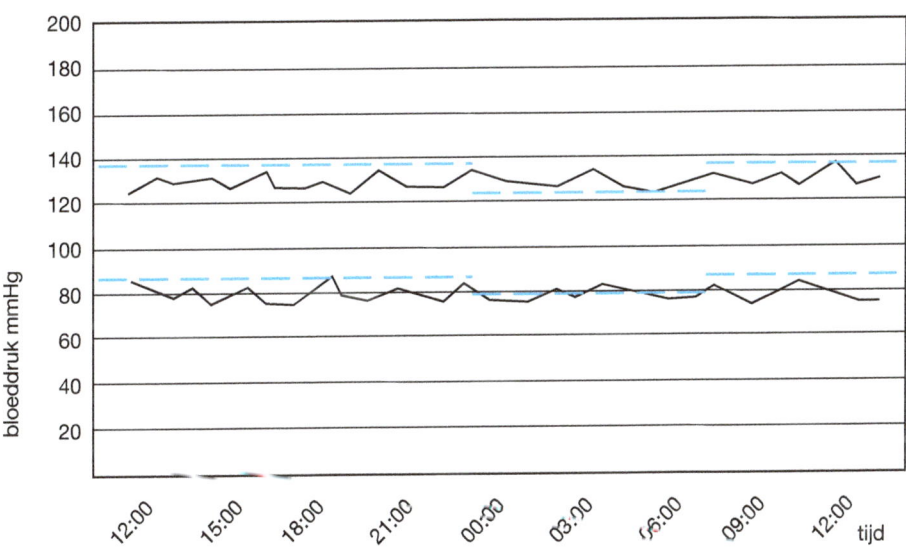

Figuur 5.9

Vragen

Vraag 10
Welke diagnose stelt u?
a. Normale 24-uursbloeddrukmeting.
b. Gemaskeerde hypertensie.
c. Nachtelijke hypertensie.
d. Non-dipper.

Vraag 11
Gaat de door u gestelde diagnose gepaard met een verhoogd cardiovasculair risico?
a. Ja, maar dit wordt bepaald door het risico gerelateerd aan de hypertensie.
b. Ja, er bestaat een additioneel cardiovasculair risico.
c. Neen, hij wordt immers goed behandeld.
d. Neen, maar ik ga wel proberen de bloeddruk bij deze patiënt verder te verlagen.

Vraag 12
Heeft een vergelijkbare patiënt die niet bekend is met hypertensie met dezelfde 24-uursbloeddruk-
meting een verhoogd cardiovasculair risico?
a.   Ja.
b.   Neen.

Antwoorden

Antwoord vraag 10: d
Non-dipping is het fenomeen dat de nachtelijke systolische bloeddruk minder daalt dan 10% van de dagwaarden, of dat de bloeddruk minder dan 10/5 mmHg daalt. Deze man heeft, met gebruik van zijn medicatie, overdag een hoognormale bloeddruk. De nachtelijke bloeddrukdaling is verwaarloosbaar. Deze patiënt is een non-dipper. Bij hypertensiepatiënten zonder nachtelijke daling van de bloeddruk is er vaker sprake van een secundaire vorm van hypertensie. Aanvullend onderzoek naar een onderliggende oorzaak van de hypertensie is wenselijk.

Antwoord vraag 11: b
In de Ohasamastudie werd bij non-dippers een verhoogde cardiovasculaire sterfte vastgesteld. De cardiovasculaire sterfte neemt met 20% toe voor elke 5% waarmee de nachtelijke dip afneemt (figuur 5.10). Hypertensieve non-dippers hebben voor cardiovasculaire sterfte ten opzichte van hypertensieve dippers een HR (*hazard ratio*) van 5,37 (95% CI; 2,62-11,0, p=0,009) en ten opzichte van normotensieve dippers van zelfs 11,0 (p=0,0003).
In een zeer recente studie in *Hypertension* wordt gerapporteerd over 42.947 Spaanse hypertensiepatiënten. Bij eerder onbehandelde patiënten was 35% non-dipper en van de al behandelde patiënten 40%. Deze non-dippers waren ouder en er kwam vaker comorbiditeit voor in de zin van cardiovasculaire ziekten, diabetes mellitus, obesitas, en nierziekten.

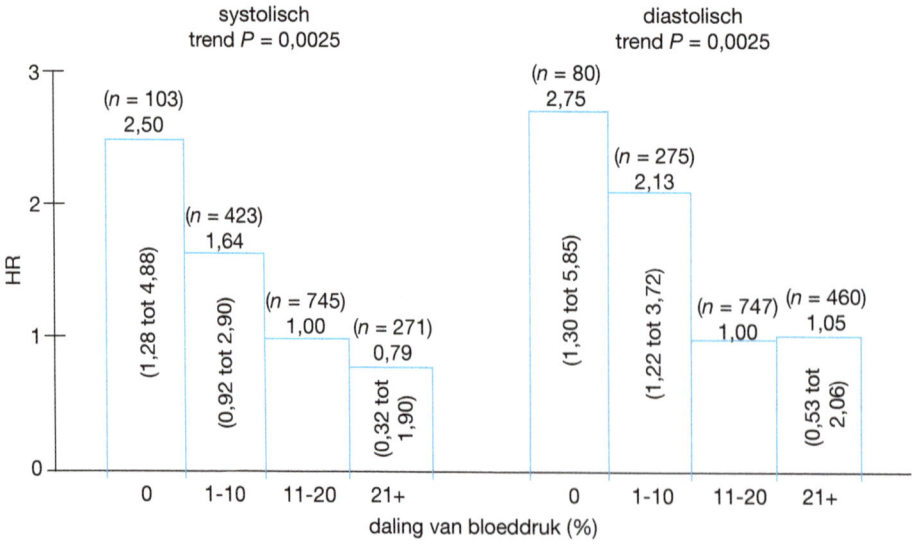

Figuur 5.10 Hazard ratio (HR) en 95% betrouwbaarheidsinterval (in de staven) van cardiovasculaire sterfte tussen vier groepen individuen met een nachtelijke daling in bloeddruk (systolisch en diastolisch, uitgedrukt als % reductie) gecorrigeerd voor leeftijd, geslacht, rookgedrag, gebruik van medicatie tegen hypertensie en geschiedenis van cardiovasculaire ziekte, hypercholesterolemie of diabetes mellitus. n = aantal individuen per groep

Antwoord vraag 12: b
In dezelfde Ohasamastudie werd aangetoond dat in de situatie van een normotensieve patiënt zonder nachtelijke daling van de bloeddruk het cardiovasculaire risico verhoogd is. De HR was 2,35 (95% CI; 1,19-5,97, p=0,015; figuur 5.11).

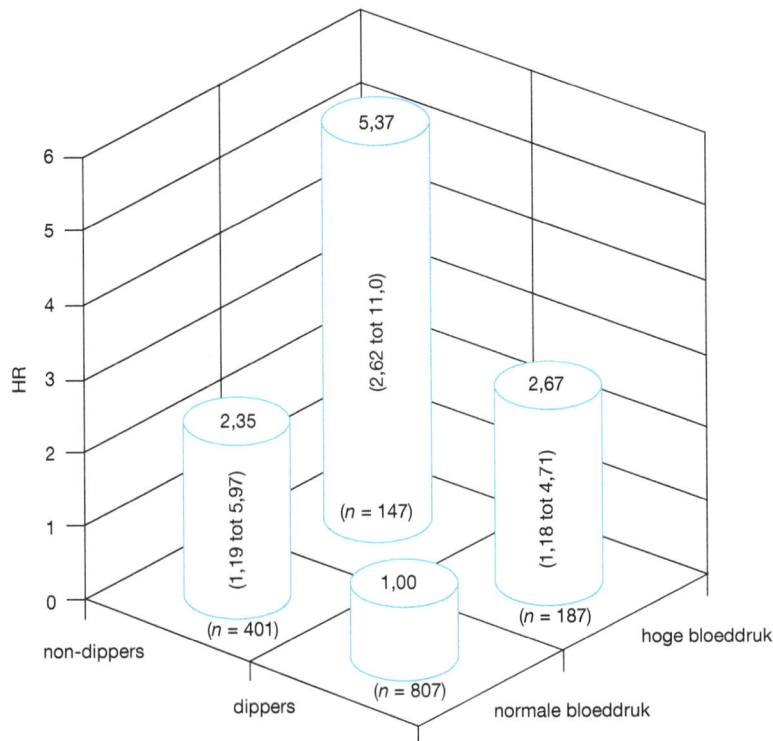

Figuur 5.11 Hazard ratio (HR) en betrouwbaarheidsinterval (in de staven) van cardiovasculaire sterfte geassocieerd met combinaties van groepen met en zonder een aanzienlijke afname in nachtelijke bloeddruk, en hoge en normale 24-uursbloeddrukwaarden, gecorrigeerd voor leeftijd, geslacht, rookgedrag, gebruik van medicatie tegen hypertensie en geschiedenis van cardiovasculaire ziekte, hypercholesterolemie of diabetes mellitus. n = aantal individuen per groep

Literatuur
Meredith PA et al. Blood Pressure 1995;4:5-11.
Ohkubo T et al. Prognostic significance of nocturnal decline in blood pressure in individuals with and without high 24-hour blood pressure: the Ohasama study. J Hypertens 2002;20:2183-2189.
De la Sierra A, Redon J, Banegas JR et al. on behalf of the Spanish Society of Hypertension Ambulatory Blood Pressure Monitoring Registry monitors. Prevalance and factors associated with circadian blood pressure patterns in hypertensive patients. Hypertension 2009;53:466-472.

Casus 4

Een man van 51 jaar komt eenmaal per twee jaar op uw spreekuur. Hij leidt een zittend bestaan en vraagt mede daarom om een tweejaarlijkse *check-up* van zijn cardiovasculaire risicoprofiel. Tot nu toe zag u geen aanleiding voor medicamenteuze therapie, maar besteedde u veel tijd en aandacht aan beïnvloeding van de leefstijl van patiënt door middel van motiverende gespreksvoering. Het heeft nog niet mogen resulteren in veranderingen van de leefstijl van patiënt, gezien zijn BMI van 28,3 kg/m^2 en het feit dat hij niet meer is gaan bewegen. Hij rookt niet en zijn dieetgewoonten laten weinig te wensen over.

U meet een bloeddruk van 138/87 mmHg en hoort een souffle over de arteria femoralis beiderzijds. Bij aanvullend onderzoek zijn er op het ECG geen voltagecriteria voor LVH. Wederom constateert u een microalbuminurie met een microalbumine/kreatinine-ratio van 2,9 mg/mmol. De overige gebruikelijke cardiovasculaire risicofactoren geven geen aanleiding tot interventie.

Omdat u toch geen goed gevoel heeft bij de microalbuminurie stelt u de patiënt een 24-uursbloeddrukmeting voor, waarmee hij akkoord gaat.

ABPM-data:
- de gemiddelde bloeddruk overdag: 143/91 mmHg;
- de gemiddelde bloeddruk 's nachts: 128/77 mmHg;
- de grafische weergave ziet u in figuur 5.12.

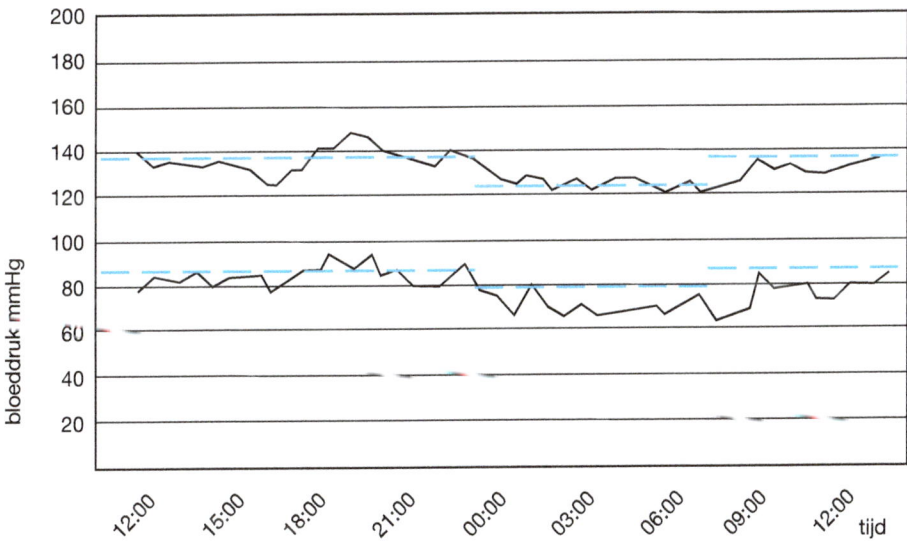

Figuur 5.12

Vragen

Vraag 13
Welke diagnose stelt u?
a. Reversed dipper.
b. Gemaskeerde hypertensie.
c. Nachtelijke hypertensie.
d. Hoognormale bloeddruk.

Vraag 14
Gaat de door u gestelde diagnose gepaard met een verhoogd cardiovasculair risico?
a. Neen, maar ik weet niet waarom.
b. Ja, omdat er een microalbuminurie bestaat.
c. Neen, deze patiënt heeft voor de leeftijd een normaal cardiovasculair risicoprofiel.
d. Ja, het cardiovasculaire risico is zelfs hoger dan op basis van de microalbuminurie verwacht mag worden.

Vraag 15
Bij welke groep patiënten zou u aan de door u gestelde diagnose denken?
a. Patiënten ouder dan vijftig jaar.
b. Patiënten met een familiare belasting voor hypertensie.
c. Patiënten met premature atherosclerose.
d. Patiënten met secundaire orgaanschade en een normale bloeddruk in de spreekkamer.

Antwoorden

Antwoord vraag 13: b
Een patiënt die wordt aangeduid als een *reversed dipper* is een patiënt met een nachtelijke stijging van de bloeddruk. Dit is synoniem aan nachtelijke hypertensie. Deze patiënten hebben een verhoogd cardiovasculair risico (zie casus 3). Er zijn ook patiënten met een zeer sterke nachtelijke bloeddrukdaling, zogenoemde *paradoxe-dippers* of *extreme-dippers*. Ook deze patiënten hebben waarschijnlijk een verhoogd cardiovasculair risico.
Deze patiënt heeft gezien zijn spreekkamerwaarden een hoognormale bloeddruk, maar gezien de beschikbare 24-uursbloeddrukmeting is dit maar de halve waarheid. Doordat u een 24-uursbloeddrukmeting heeft gedaan, weet u dat de bloeddruk buiten de spreekkamer verhoogd is. Bij deze patiënt is er sprake van een gemaskeerde hypertensie (normale bloeddruk in de spreekkamer maar tijdens de 24-uursbloeddrukmeting verhoogd). In deze situatie is er vaker sprake van een secundaire hypertensie. In de literatuur wordt een prevalentie opgegeven tussen 8 en 20%. Ik raad u aan aanvullend onderzoek te doen naar een onderliggende oorzaak van de hypertensie, dan wel de patiënt te verwijzen.

Antwoord vraag 14: d
Een patiënt met een microalbuminurie heeft een verhoogde kans op cardiovasculaire sterfte met een HR van 1,29 (95% CI; 1,18-1,40). Dit ziet u weergegeven in figuur 5.13. Een gemaskeerde hypertensie geeft een sterkere stijging van dit relatieve risico op cardiovasculaire sterfte en/of een CVA. Zoals uit figuur 5.14 blijkt, komt de HR hier uit op 2,13 (95% CI; 1,38-3,29). In 2008 publiceerden Bobrie et al. een meta-analyse. Patiënten met een gemaskeerde hypertensie hadden een hoger cardiovasculair risico (HR van 1,92 (95% CI; 1,51-2,44)).

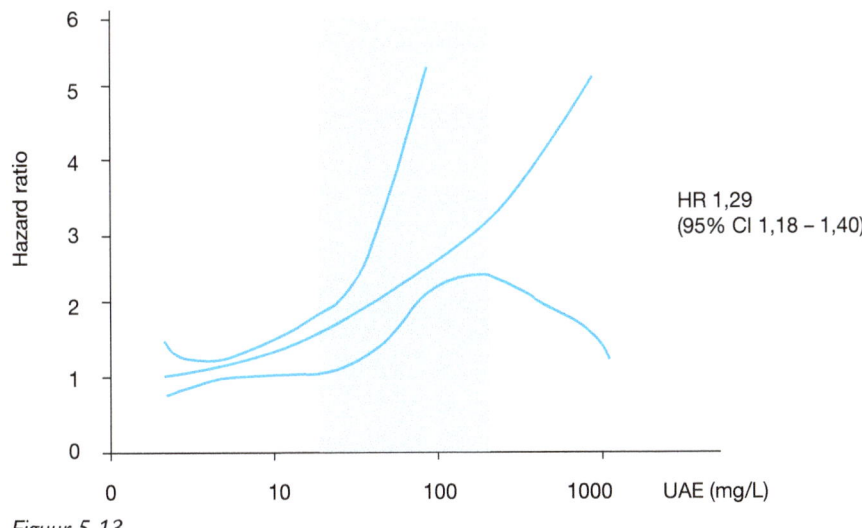
Figuur 5.13

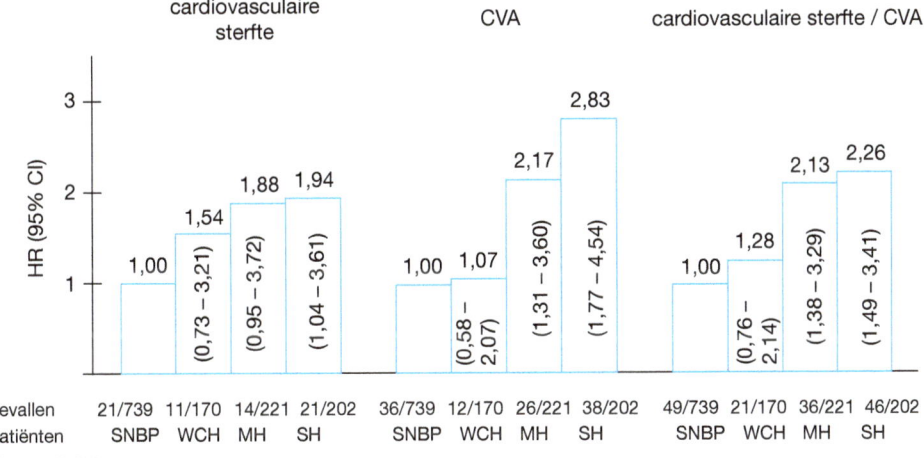
Figuur 5.14

Antwoord vraag 15: c en d
Gemaskeerde hypertensie komt vaker voor bij patiënten met onbegrepen secundaire orgaanschade, premature atherosclerose, diabetes en nierziekten. Gemaskeerde hypertensie komt vaker voor bij hoger opgeleiden, goed getrainden en mensen die meer verandering ervaren op het werk dan thuis.

Literatuur
Pickering TG. et al. Hypertension 2002;40:225-228.
Bobrie G, Clerson P, Ménard J et al. Masked hypertension: a systemic review. J Hypertens 2008;26:1715-1725.
PREVEND Study Group. Circulation 2002;106:1777-1782.
Ohkubo T, J Am Coll Car 2005;46:508.
Papadopoulos DP, Makris TK. Masked hypertension definition, impact, outcomes: a critical review. J Clin Hypertens 2007;9:956-963.

Konstantopoulou AS, Konstantopoulou PS, Parargyriou IK et al. Masked, white coat and sustained hypertension: comparison of target organ damage and psychometric parameters. J Hum Hypertens 2009;10:1038.

6 ADDITIONELE INFORMATIE EN VOORDELEN VAN DE 24-UURSBLOEDDRUKMETING

In de vier voorgaande casussen heeft u kennisgemaakt met aspecten die gerelateerd zijn aan bloeddrukprofielen zoals u ze met een 24-uursbloeddrukmeting kunt tegenkomen. In dit laatste deel van de casuïstiek wil ik nog enkele andere aspecten aan de orde laten komen. Dit zijn variabiliteit in bloeddruk en hartfrequentie en het optreden van de vroege-ochtendpiek.

Vragen

Vraag 16
Welke van de hieronder genoemde stellingen betreffende variabiliteit van bloeddruk en hartfrequentie gedurende een etmaal geeft uw mening het beste weer?
a. Noch de variabiliteit van de bloeddruk noch die van de hartfrequentie heeft invloed op het cardiovasculaire risico.
b. De variabiliteit van de bloeddruk heeft wel en de variabiliteit van de hartfrequentie heeft geen invloed op het cardiovasculaire risico.
c. De variabiliteit van de bloeddruk heeft geen en de variabiliteit van de hartfrequentie heeft wel invloed op het cardiovasculaire risico.
d. Zowel de variabiliteit van de bloeddruk als die van de hartfrequentie heeft invloed op het cardiovasculaire risico.

Vraag 17
Welke van de hieronder genoemde stellingen betreffende de vroege-ochtendpiek in de bloeddruk en cardiovasculaire morbiditeit geeft uw mening het beste weer?
a. De vroege-ochtendpiek in de bloeddruk gaat gepaard met een aanzienlijke cardiovasculaire morbiditeit.
b. De vroege-ochtendpiek in de bloeddruk wordt veroorzaakt door een verkeerd medicijnvoorschrift dan wel een verkeerd medicijngebruik.
c. De vroege-ochtendpiek is afhankelijk van de dag van de week en kan dus niet relevant zijn.
d. De vroege-ochtendpiek wordt beïnvloed door meerdere factoren en gaat gepaard met een aanzienlijke cardiovasculaire morbiditeit.
e. Ik heb me tot op heden geen zorgen gemaakt over de vroege-ochtendpiek en de door u gesuggereerde gerelateerde cardiovasculaire morbiditeit.

Antwoorden
Muller et al. publiceerden in 1985 het artikel *Circadian variation in the frequency of onset of acute myocardial infarction*. In deze publicatie werd op heldere wijze aangetoond dat cardiale sterfte, angineuze perioden, ventriculaire tachycardiën en plotselinge hartdood niet *random* over de dag verdeeld waren. De onderzoekers vonden een grote circadiane variatie met een forse toename van de frequentie in de vroege ochtend (06:00 uur). Dit ziet u weergegeven in figuur 6.1. De gevonden variatie valt samen met een stijging in de bloeddruk bij het ontwaken. De stijging in bloeddruk leidt tot een toename van de zuurstofvraag van het hart en is schadelijk voor zwakke plekken in het arteriële

stelsel met plaque-instabiliteit (coronaire obstructie, dissecties). Verder is er in de vroege ochtend sprake van stollingsactivatie en een verhoogde trombocytenaggregatie.

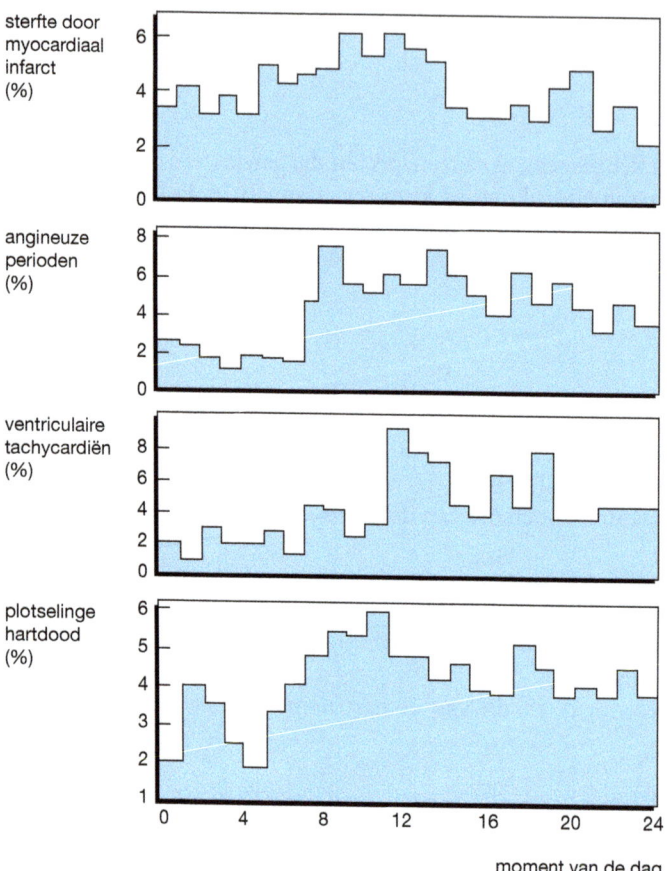

Figuur 6.1

Antwoord vraag 16: d

Zowel de variabiliteit in de bloeddruk als die in hartfrequentie heeft invloed op de cardiovasculaire morbiditeit. Kikuya et al. toonden dat fraai aan in hun studie uit 2000. Toegenomen variabiliteit in de systolische bloeddruk overdag gaf een significant hogere cardiovasculaire mortaliteit. Dit kon voor de diastolische bloeddruk niet worden aangetoond (p< 0,08). Uit figuur 6.2 kunt u afleiden dat alleen toegenomen variabiliteit in de bloeddruk het risico niet significant verhoogt. Dit geldt ook voor een afname in de variabiliteit van de hartfrequentie. Juist de combinatie van een sterke variabiliteit van de bloeddruk gecombineerd met een geringe variabiliteit in hartfrequentie, verhoogt het risico op cardiovasculaire mortaliteit sterk (HR 3,56 (95% CI; 1,70-7,45)). Als mogelijke mechanismen worden genoemd: afname baroreceptorreflex in combinatie met een toegenomen stijfheid van het arteriële stelsel.

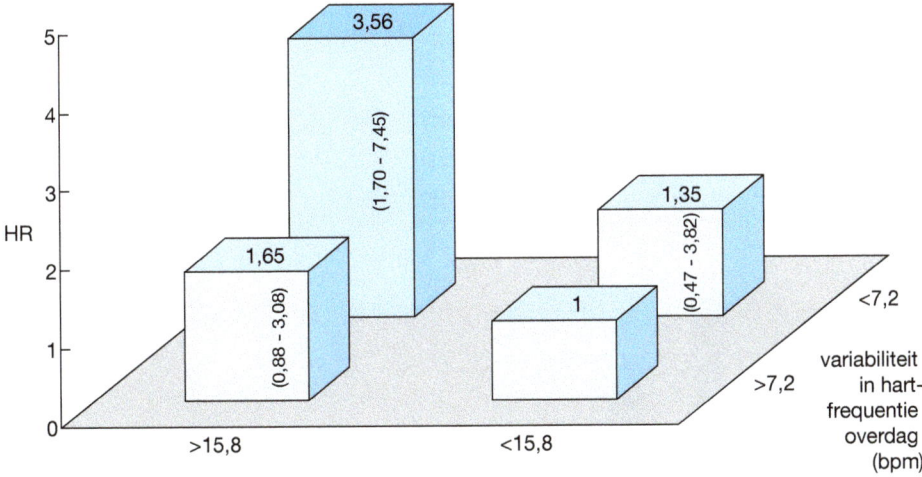

Figuur 6.2

Antwoord vraag 17: d

De ochtendpiek in de bloeddruk loopt parallel met het circadiane ritme van cardiovasculaire mortaliteit en morbiditeit. Kario et al. bestudeerden 519 oudere patiënten met hypertensie. De patiënten werden gemiddeld 41 maanden (1-68) gevolgd. Met MRI werden 44 CVA's vastgesteld. Na correctie voor leeftijd bleek de groep met een grote ochtendpiek in de bloeddruk een verhoogde kans te hebben op een CVA (19% versus 7,3%, p=0,04; zie figuur 6.3). Een alleraardigste studie is nog die van Murakami et al. Zij toonden aan dat de vroege-ochtendpiek in de bloeddruk het sterkst is op de maandagmorgen (figuur 6.4).

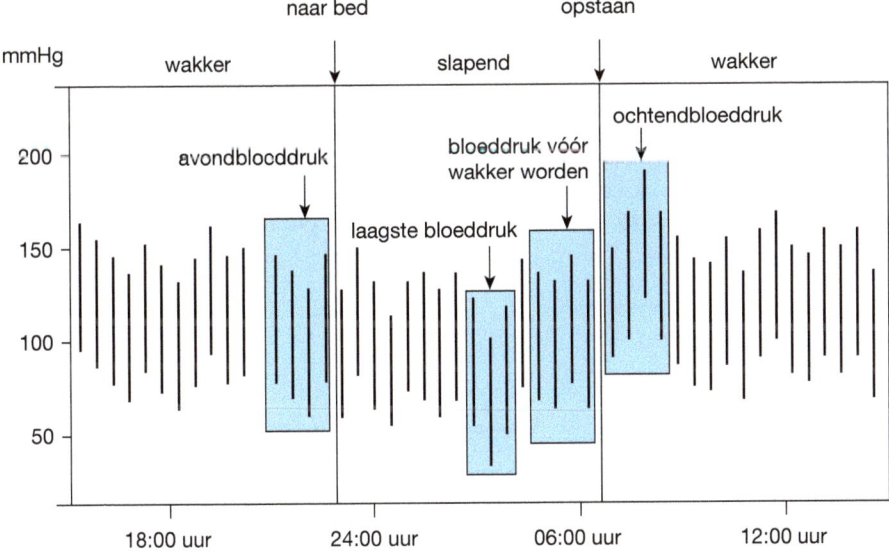

Figuur 6.3

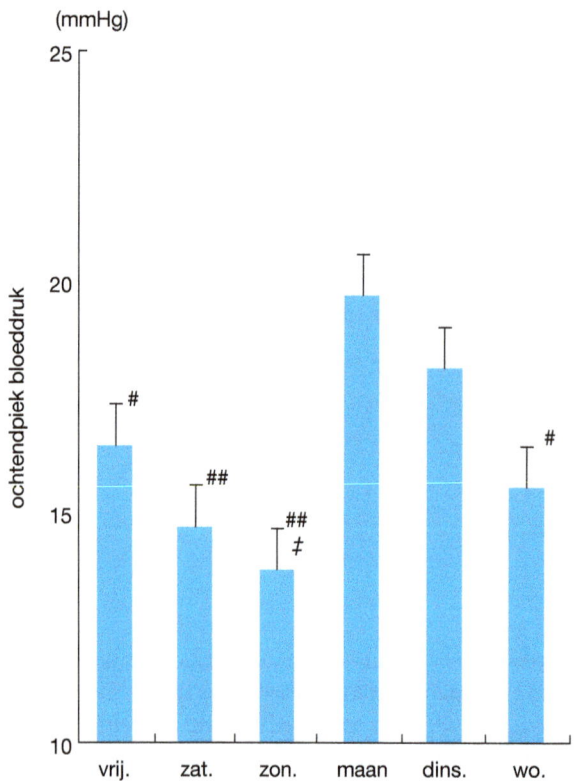

Figuur 6.4 Variatie in vroege-ochtendpiek bloeddruk gedurende de week. De ochtendpiek op maandag was significant hoger dan op andere dagen van de week, behalve op dinsdag. Data weergegeven als gemiddelde ± standaarddeviatie. # P < 0,05 v maandag, ## P < 0,01 v maandag, ‡ P < 0,05 v dinsdag

Literatuur

Muller JE, Stone PH, Turi ZG et al. Circadian variation in the frequency of onset of acute myocardial infarction. New Eng J Med 1985;313:1315-1322.

Masahiro Kikuya; Atsushi Hozawa; Takayoshi Ohokubo et al. Prognostic Significance of Blood Pressure and Heart Rate Variabilities. Hypertension 2000;36:901-906.

Murakami S, Otsuka K, Yutaka Kubo Y et al. Repeated ambulatory monitoring reveals a Monday morning surge in blood pressure in a community-dwelling population. Am J Hypertens 2004;17:1179-1183.

AFSLUITING

In deze uitgave heeft u nader kennisgemaakt met de 24-uursbloeddrukmeting.
De indicaties voor een 24-uursbloeddrukmeting werden besproken in de inleiding en de bijbehorende normaalwaarden vindt u samengevat in tabel 2.2. De instructies die u de patiënt moet meegeven, werden besproken in hoofdstuk 4.

Vervolgens werden in hoofdstuk 5 een aantal bloeddrukprofielen behandeld. Voor de ware fijnproevers werd in hoofdstuk 6 ingegaan op variabiliteit van bloeddruk en hartfrequentie.

Wij hopen dat deze uitgave u zal stimuleren de 24-uursbloeddrukmeter in uw praktijk te gaan gebruiken of de inzet ervan te verruimen. De 24-uursbloeddrukmeter vervangt de spreekkamermeting niet, maar biedt veel additionele informatie, waardoor uw diagnostiek en behandeling van hypertensie aan kwaliteit winnen.

Frans TJ Boereboom
Daniel Tavenier

TOETSVRAGEN

Vraag 1
Is met het beschikbaar komen van de 24-uursbloeddrukmeting het meten van de bloeddruk in de spreekkamer overbodig geworden?
a. Ja, de 24-uursbloeddrukmeting is namelijk nauwkeuriger dan een meting van de bloeddruk in de spreekkamer.
b. Nee, veel data en kennis die de huidige behandeling van hypertensie onderbouwen, zijn gebaseerd op bloeddrukmetingen in de spreekkamer.
c. Ja, het cardiovasculaire risico wordt voornamelijk bepaald door de gemiddelde bloeddruk gedurende een etmaal, zoals gemeten met de 24-uursbloeddrukmeting.
d. Nee, want niet iedereen beschikt over een 24-uursbloeddrukmeter.

Vraag 2
Welke van de onderstaande items is geen reden voor het verrichten van een 24-uursbloeddrukmeting?
a. Premature atherosclerose.
b. Verdenking van hypotensieperioden.
c. Twijfel over wel of niet starten van behandeling met bloeddrukverlagende middelen.
d. Een bloeddruk van 157/86 mmHg bij een 71-jarige man zonder comorbiditeit.

Vraag 3
Uit data van een aantal grote studies wordt duidelijk dat adequate behandeling van hypertensie gewoonlijk de inzet vraagt van:
a. 1 medicament.
b. 1 à 2 medicamenten.
c. 2 à 3 medicamenten.
d. Meer dan 3 medicamenten.

Vraag 4
De behandeling van hypertensie met niet-medicamenteuze therapie omvat:
a. Meer lichaamsbeweging.
b. Terugbrengen van het gebruik van alcohol tot maximaal twee eenheden per dag met bij voorkeur twee of meer alcoholvrije dagen.
c. Geen keukenzout (NaCl) toevoegen aan het eten.
d. Meer groente en fruit eten.
e. Alle bovengenoemde opties.

Vraag 5
Wat zijn de normale waarden voor de gemiddelde bloeddruk overdag en 's nachts tijdens een 24-uursbloeddrukmeting?
a. ≤140/85 overdag en ≤130/80 's nachts.
b. ≤135/80 overdag en ≤130/75 's nachts.
c. ≤135/85 overdag en ≤120/70 's nachts.
d. ≤135/85 overdag en ≤125/75 's nachts.

Antwoorden toetsvragen

Antwoord vraag 1: b

Antwoord vraag 2: d

Antwoord vraag 3: c

Antwoord vraag 4: e

Antwoord vraag 5: c

REGISTER

A
adherence 19

B
bloeddrukmanchet 17, 18
borderlinehypertensie 19

C
circadiane ritme 41

D
diastolische bloeddruk 13, 21, 22, 24, 40
dilatatie 23

E
essentiële hypertensie 9
extreme dipper 10, 36

G
geïsoleerde systolische hypertensie 9, 10, 11, 19, 22, 23
gemaskeerde hypertensie 35, 36

I
indicaties voor 24-uursbloeddrukmeting 11, 19, 43

K
ketenzorg 9

L
logboek 18, 28

M
meetfrequentie 17

N
nachtelijke hypertensie 9, 10, 11, 19, 27
nierarteriestenose 23
non-dipper 5, 9, 10, 27, 31, 32
normaalwaarden 5, 7, 9, 11, 13, 19, 22, 28, 43

O
ochtendpiek 41

P
paradoxe-dipper 10, 36
polsdruk 13, 18, 24, 25
premature atherosclerose 11, 19
prehypertensie 7, 15
primaire hypertensie 9
procedure 17

R
renovasculaire hypertensie 9, 23
reversed dipper 36
richtlijn CVRM 13, 15

S
secundaire hypertensie 9, 23, 36
storing 17
streefwaarden 9
systolische bloeddruk 11, 13, 22, 24, 32, 40

T
therapietrouw 19
transmurale richtlijnen 9

V
variabiliteit in bloeddruk en hartfrequentie 39
vroege-ochtendpiek 39, 41, 42

W
windketelfunctie 23
wittejassenhypertensie 9, 10, 11, 19, 27, 28, 29, 30

GPSR Compliance

The European Union's (EU) General Product Safety Regulation (GPSR) is a set of rules that requires consumer products to be safe and our obligations to ensure this.

If you have any concerns about our products, you can contact us on

ProductSafety@springernature.com

In case Publisher is established outside the EU, the EU authorized representative is:

Springer Nature Customer Service Center GmbH
Europaplatz 3
69115 Heidelberg, Germany

www.ingramcontent.com/pod-product-compliance
Ingram Content Group UK Ltd.
Pitfield, Milton Keynes, MK11 3LW, UK
UKHW051118200426
11947UKWH00043B/852